28-Tage
Stuhl-Yoga
für Senioren

10-minütige Übungen mit geringer
Belastung und
Schritt-für-Schritt-Anleitung, die
Ihnen beim Abnehmen helfen,
Kraft aufbauen und Ihr
Gleichgewicht verbessern–für ein
gesünderes Leben.

ALEXA GRAHAMS

INHALTSVERZEICHNIS

Tag 4

Handgelenkkreise

Knöchelkreise

Sitzende Hüftkreise

Knie-Brust-Rotation im Sitzen

Tag 5

Sitzende Halbmond-Dehnung

Sitzende Knöchel-Knie-Kreise

Hüftrotation in Form einer Acht

Sitzende interne Hüftrotation

Tag 6

Zehenklopfen

Fersenerhöhungen

Knöchel-Alphabet

Wadenheben

Tag 7

Schulterrollen

Armkreise

Dehnung des Schulterbeugers

Dehnung der Schulterstrecker

Tag 8

Gewichtsverlagerung auf dem Stuhl
Knöchelkreise
Einbeiniger Sitz
Knöcheldehnung im Sitzen

Tag 9

Knieheben im Sitzen
Einbeinige Streckung
Beinheben im Sitzen
Seitliches Beinheben

Tag 10

Dehnung der Außenrotation
Schulterblatt-Squeezes
Sitzende Vierer-Dehnung
Sitzender Adler

Tag 11

Fersenerhöhungen
Kombinierte Zehenklopfer und Fersenheber
Sitzende Beinstreckung mit Zehentippen
Fersenlifte mit Knieliften

Tag 12

Schulterdehnung

Brustöffner

Dehnung der Arme über der Brust

Dehnung der Brust an der Wand

Tag 13

Unterarmdehnung

Dehnung der Handgelenkbeugemuskulatur

Vorwärtsbeuge im Sitzen

Sitzende Schmetterlingsdehnung

Tag 14

Sitzende Grätschdehnung

Schmetterlings-Stretch

Frosch-Stretch

Dehnung der Beinadduktoren im Sitzen

Tag 15

Dehnungsübung zum Ausfallschritt

Seitliche Ausfallschritt-Dehnung

Sitzende Oberschenkeldehnung

Stuhl Savasana (Totenstellung)

Tag 16

Sitzende Beinkreise (im und gegen den
Uhrzeigersinn)
Knöchelkreisen im Sitzen
Abwechselndes Beinheben mit Kreisen
Sitzende Hüftrotationen

Tag 17
Kniekreise im Sitzen
Fahrräder mit Sitz
Kniestreckung im Sitzen mit Zehenklopfen
Kniestreckung mit Rotation

Tag 18
Einbeiniges Strecken
Knöchelalphabet (Großbuchstaben)
Knöchelalphabet (Kleinbuchstaben)
Knöchelbeugung und -punkt

Tag 19
Sitzender Krieger I
Sitzender Krieger II
Sitzender Krieger III
Sitzender umgekehrter Krieger

Tag 20

Sitzende Berghaltung
Sitzender Krieger-Flow
Vorwärts- und Rückwärtsschwünge der
Arme
Trizeps-Dips

Tag 21
Schulterdrücken
Bizeps-Curls
Dehnung der Beuger- und Streckermuskeln
des Handgelenks
Dynamische Armdehnungen

Tag 22
Cross-Body-Armschwünge
Sitzende Vorwärtsbeuge (Uttanasana)
Sitzende Katzen-Kuh-Dehnung
Sitzender, nach oben gerichteter Hund
(Urdhva Mukha Svanasana)

Tag 23
Sitzender, nach unten gerichteter Hund
(Adho Mukha Svanasana)
Sitzende Baumhaltung
Sitzende Stellung des Kindes

Sitzende Drehung

Tag 24

Den Nadelfaden einfädeln

Beckenkippen im Sitzen

Beckenkreise

Knie-Brust-Heben im Sitzen

Tag 25

Sitzende Russian Twists

Bizepscurls im Sitzen

Hammercurls im Sitzen

Bauchkontraktionen im Sitzen

Tag 26

Bizeps- und Beckendehnung im Sitzen

Sitzende Gesäßpressen

Beinheben im Sitzen

Eselstritte

Tag 27

Sumo-Kniebeugen

Ausfallschritte

Step-Ups

Seitliches Plankenbeinheben

Tag 28
Sonnengruß auf dem Stuhl

ABSCHLUSS
Rückblick auf die 28-tägige Reise
BONUS
ERNÄHRUNGSTIPPS FÜR SENIOREN

EINFÜHRUNG IN STUHL-YOGA

STEIGERN SIE IHR WOHLBEFINDEN, SITZUNG FÜR SITZUNG

Entdecken Sie die Kunst des Stuhl-Yoga, eine sanfte und innovative Herangehensweise an eine uralte Praxis für diejenigen, die gerne sitzen, sich aber vielleicht noch nicht bücken möchten. . Brezelform auf einer Yogamatte.

Sind herkömmliche Yogamatten zu schwer zu finden, ein heikler Balanceakt oder ist der herabschauende Hund ein Mysterium, das man besser ungelöst lässt? Dann könnte Yoga auf dem Stuhl genau das Richtige für Sie sein. Es ist wie eine Yoga-Übung mit eingebautem bequemen Sitz, die es jedem leicht macht, der seine Dehnungsübungen lieber in bequemer Sitzhaltung genießen möchte.

Diese zugängliche Form des Yoga ist ein echter Wendepunkt für Menschen mit körperlichen Einschränkungen, Mobilitätsproblemen oder für alle, die lieber im Sitzen ihre Muskeln trainieren und dabei die Vorzüge des Yoga genießen. Verabschieden Sie sich von der Angst, in eine unbequeme Position zu geraten – Ihr Stuhl hat eine Rückenlehne! Kompensationen sind nicht zu verachten.

Stuhl-Yoga ist Ihr Ticket zu einer süßen Serenade aus Flexibilität, Kraft, Gleichgewicht und Entspannung. Es ist perfekt für ältere Menschen, Menschen mit Behinderungen oder alle, die ein sanfteres Training als ein Kätzchen und ein Flüstern suchen.

Der Zugänglichkeit von Stuhl-Yoga sind keine Grenzen gesetzt. Egal, ob Sie in einem Seniorenheim, im Büro (stellen Sie sich vor, Sie schleichen sich während einer endlosen Besprechung in eine Pose) oder zu Hause sind, Ihr Stuhl kann zu Ihrem Yoga-Heiligtum werden. Sie müssen keine eigene Ecke für Ihre Yogamatte einrichten; Ihr Lieblingsstuhl bei der Arbeit ist jetzt ein zuverlässiger Ruhepol.

Was unterscheidet Stuhl-Yoga von anderen? Es geht um sanfte Bewegungen, Dehnungen und die Kunst des Atmens – im Grunde genommen werden Sie sich fühlen, als würden Sie auf einer

Wolke fliegen, wenn Sie Zen einschalten. Ihr Stuhl, Ihr treuer Begleiter, sorgt für einen stabilen Fall und ein Gleichgewicht ohne nervöses Kichern.

Wenn Sie also von herkömmlichen Yogamatten keine Lust mehr haben und nach einem Training suchen, bei dem Sie sich nicht so fühlen, als würden Sie einen Marathon laufen, nur weil Sie von der Couch aufstehen, dann könnte Stuhl-Yoga die Lösung für Sie sein.

DIE VORTEILE VON STUHLYOGA FÜR SENIOREN

Vorteile von Stuhl-Yoga für SeniorenStuhl-Yoga ist Ihr Schlüssel zu einer Welt der Gesundheit und Vitalität, in der Flexibilität, Kraft und Gleichgewicht im Einklang sind. Dieses sanfte, aber wirkungsvolle Training bietet Bewegungsfreiheit, reduziert Steifheit und verbessert Körper und Mobilität.

Es ist wie eine tägliche Dosis WD-40 für Ihre Gelenke und Muskeln. Lassen Sie Kraft und Gleichgewicht Ihre besten Freunde beim Stuhl-Yoga werden. Während Sie im Sitzen anmutig durch die Posen gleiten, bauen Sie auch Kraft auf und schärfen Ihre Gleichgewichtsfähigkeiten. Es ist die Geheimwaffe gegen unerwartetes Ausrutschen und Stolpern, insbesondere für unsere geschätzten Senioren, die ihr Gleichgewicht stabil halten möchten.

Stress ist nicht für Stuhlyoga geeignet. Diese Übung dehnt nicht nur Ihren Körper, sondern erweitert auch die Grenzen der Entspannung und der tiefen Atmung. Stress schmilzt wie Eiscreme an einem heißen Sommertag. Stuhlyoga verwandelt Ihren Geist in einen friedlichen Zufluchtsort und lädt Frieden und geistige Klarheit in Ihr Zentrum ein. Und es geht nicht nur darum, zu sitzen; es geht darum, richtig zu sitzen. Stuhlyoga ist Ihr Leitfaden zu einer besseren Haltung und einem gesteigerten Körperbewusstsein.

Spüren Sie, wie das Unbehagen verschwindet, während Sie mit Haltung und Anmut eine Pose einnehmen, als würden Sie für ein Porträt posieren. Ihr Körper wird Ihnen für das neue Wohlbefinden danken. Atmen Sie tief durch und lassen Sie sich vom Stuhl-Yoga leiten. Atemtechniken sind in diese Übung eingearbeitet. Sie sind Ihr Ticket zu einem ruhigen Geist, weniger Angst und einem Lungenvolumen, das Sie überraschen könnte. Im Bereich des Stuhl-Yoga ist jeder Atemzug eine Gelegenheit, Gelassenheit zu entwickeln.

Geist und Körper vereinen sich in einer wunderschönen Symphonie. Wenn Sie sitzen, finden Sie eine tiefe Verbindung zwischen Ihren Gedanken und Ihrem physischen Selbst.

Stuhlyoga lädt Sie ein, präsent zu sein, auf Ihren Atem zu hören und sich Ihres Körpers und der Symphonie der Emotionen bewusst zu werden. Stuhlyoga ist eine Symphonie, die sich an Ihre individuellen Bedürfnisse anpasst. Es ist eine Praxis, die versteht, dass wir und alle von uns unterschiedlich sind.

Egal, ob Sie gerade erst anfangen oder spezielle Anforderungen und Einschränkungen haben, Stuhlyoga ist auf Sie zugeschnitten. Lehrer sind wie Musikdirektoren, die genau die richtigen Noten für Sie orchestrieren. Gemeinschaft und Verbundenheit sind Teil der Stuhlyoga-Erfahrung. In den Kursen entwickelt sich oft eine eng verbundene Gemeinschaft, in der Sie sich vernetzen, austauschen und gegenseitig unterstützen können. Es geht nicht nur um Übungen; es geht um die Menschen und die Verbindungen, die sich entwickeln. Sicherheit ist das Wichtigste beim Stuhlyoga. Mit einem stabilen Stuhl als Verbündeten sind Sie vor den Gefahren intensiverer Yoga-Übungen sicher.

Es ist eine sichere Option für Menschen mit gesundheitlichen Problemen oder

Behinderungen und bietet einen beruhigenden und effektiven Weg zum Wohlbefinden.Stuhl-Yoga und Superkräfte? Steigern Sie Ihre Energie und Vitalität. Regelmäßige Bewegung lädt die Batterien wieder auf und lässt alltägliche Aktivitäten leicht erscheinen. Ein wenig Stuhl-Yoga kann helfen, Ihre Lebensfreude neu zu beleben.Und dann, wie ein süßes Schlaflied, endet Stuhl-Yoga mit Entspannungs- und Meditationstechniken.

Es ist ein sanfter Abstieg in den Frieden, das ultimative Geschenk zur Entspannung und Stressreduzierung.Stuhl-Yoga ist eine Wellness-Reise, die jedem offen steht. Egal, ob Sie Ihre ersten Schritte in die Welt des Yoga machen oder besondere körperliche Bedürfnisse haben, Stuhl-Yoga ist die Brücke zu einem gesünderen, glücklicheren Ich. Es ist die Kunst des ganzheitlichen Wohlbefindens, die allen, die danach suchen, mehr Flexibilität, Kraft, Gleichgewicht und Entspannung bietet.Alter ist nur eine Zahl und noch dazu eine lustige.Alter ist nur eine Zahl und Stuhl-Yoga ist hier, um es zu beweisen! Wenn Sie zur goldenen Generation gehören, lassen Sie sich von niemandem sagen, dass ein Bottom Dog unerreichbar ist. Stuhl-Yoga ist Ihre Geheimwaffe und wird Ihren alltäglichen Spaß verändern.Lassen Sie uns zunächst über Flexibilität sprechen.

Stuhlyoga ist wie ein Jungbrunnen für Gelenke und Muskeln. Diese sanften Dehnungen und Bewegungen sind Ihr heimlicher Pass für ein Leben voller Flexibilität. Betrachten Sie es als WD-40 für Ihren Körper. Keine Steifheit oder Beschwerden; Sie sind bereit, durchs Leben zu tanzen.Power, wir kommen! Stuhlyoga ist ein All-in-One-Fitnessstudio mit Posen, die alle Muskelgruppen trainieren. Die Aufrechterhaltung der Muskelspannung ist bei alltäglichen Aktivitäten wie dem Öffnen von Dosen oder Aktivitäten für junge Leute wichtig. Sie werden diese Muskeln schnell reparieren und Ihr Können zeigen.Wer ist jetzt der Balance-Boss? Viele von uns haben im Alter Probleme mit dem Gleichgewicht, aber Stuhlyoga ist unser Rückgrat.

Mit Posen und Übungen, die sich auf das Gleichgewicht konzentrieren, sind Sie stabil wie ein Fels. Keine Hebelwirkung mehr durch die

Schwerkraft – Sie sind auf der Gewinnerseite.Schmerzen, hier ist Ihr Meister. Chronische Schmerzen, Arthritis und Beschwerden sind nicht für Stuhl-Yoga geeignet. Es ist ein beruhigender Balsam für schmerzende Gelenke. Mit verbesserter Haltung, Linderung von Muskelverspannungen und verbesserter Gelenkgesundheit wird Ihnen Stuhl-Yoga einen Kick geben.Stress? Auf Wiedersehen! Stuhl-Yoga ist ein Meister der tiefen Atmung und Entspannungstechniken. Stress und Angst, ungebetene Gäste, werden weggeschickt. Zen und Gelassenheit sind Ihre neuen Begleiter.Ändern Sie Ihre Meinung.

Stuhl-Yoga ist wie ein Jedi-Gedankentrick. Es fördert die Aufmerksamkeit und die Verbindung zwischen Körper und Geist, steigert die geistige Klarheit und die kognitiven Funktionen. Begrüßen Sie die Steigerung Ihrer Gehirnleistung! Sitzen Sie gerade? Stuhl-Yoga kann Ihnen ein oder zwei Dinge über eine gute Körperhaltung beibringen. Verabschieden Sie sich von Rücken- und Nackenschmerzen und begrüßen Sie Eleganz und Ausgeglichenheit.

Brauchen Sie mehr Energie? Stuhl-Yoga ist Ihr Energiegetränk ohne Koffein. Regelmäßiges Training steigert Ihre Vitalität und lässt Sie Ihre täglichen Aktivitäten wie ein Champion ausführen. Mögen die Kleinen bei Ihnen bleiben!Zzz...Stuhl-Yoga hat eine Geheimwaffe: Entspannungstechniken, die Ihre Traumwelt erschüttern werden.

Kein Schwung; schnell schöne Träume träumen.Social Butterfly Ankündigung! Stuhlyoga ist nicht nur Bewegung; es geht um Menschen. Der Kurs wird zu einem sozialen Paradies, einem Ort, an dem Freundschaften gedeihen und Sie Teil einer lebendigen Gemeinschaft sind.Das ist es – Stuhlyoga: das goldene Ticket zu Jugend, Kraft und Wunder, stressfrei und.

WIE MAN DIESES BUCH VERWENDET

Einführung zum Buch

Machen Sie sich zunächst mit der Einleitung des Buches vertraut, um dessen Zweck und die Vorteile des 28-tägigen Stuhlyoga-Programms zu verstehen.

Beurteilung der Teilnehmer

Bewerten Sie die körperlichen Fähigkeiten, den Gesundheitszustand und die Einschränkungen der älteren Menschen, mit denen Sie arbeiten werden.

Passen Sie das Programm an Ihre individuellen Bedürfnisse und Ziele an.

Kennenlernen des Inhalts

Sehen Sie sich das Inhaltsverzeichnis an, um einen Überblick über das 28-Tage-Programm und die Vielfalt der angebotenen Übungen zu erhalten.

Verstehen Sie die Struktur der Inhalte jedes Tages und wie diese schrittweise auf den vorherigen Tagen aufbauen.

Planungssitzungen

Planen Sie Ihre Stuhlyoga-Sitzungen, indem Sie geeignete Übungen aus dem Buch auswählen. Berücksichtigen Sie die zeitlichen Einschränkungen Ihrer Sitzungen und wählen Sie Übungen aus, die in den 10-Minuten-Zeitrahmen passen.

Beobachten Sie Verbesserungen bei Flexibilität, Gleichgewicht und allgemeiner Gesundheit. Seien Sie flexibel und passen Sie das Programm an Ihre individuellen Bedürfnisse und Ihr Feedback an.

Feiern Sie den Abschluss Ihres 28-Tage-Programms. Denken Sie über Ihre Fortschritte nach und besprechen Sie Möglichkeiten, Stuhlyoga weiterhin in Ihren Alltag zu integrieren.

EINRICHTEN IHRES RAUMS UND IHRER AUSRÜSTUNG

Für eine erfolgreiche Stuhlyoga-Sitzung ist die Schaffung einer angenehmen Umgebung von entscheidender Bedeutung.

Durch die ordnungsgemäße Einrichtung Ihres Raums und die Verwendung der richtigen Ausrüstung wird das Gesamterlebnis Ihrer Teilnehmer verbessert.

Wählen Sie einen offenen und gut beleuchteten Raum

Um eine helle und einladende Atmosphäre zu schaffen, wählen Sie einen Raum mit viel natürlichem Licht oder reichlich künstlicher Beleuchtung.

Sorgen Sie für ausreichend Platz, damit Sie sich bequem und ohne Behinderung um den Stuhl herum bewegen können.

Verwenden Sie rutschfeste Böden

Wählen Sie einen rutschfesten Bodenbelag, um das Unfallrisiko zu minimieren, insbesondere bei Übungen, die Gewichtsverlagerung oder Gleichgewicht erfordern.

Barrierefreie Sitzplätze
Wählen Sie einen Stuhl mit einer stabilen,
ebenen Basis, um Stabilität zu gewährleisten.
Ermöglicht Ihnen ein einfaches und
ungehindertes Ein- und Aussteigen aus Stühlen.

Temperatur und Belüftung
Sorgen Sie für eine angenehme
Raumtemperatur, damit Sie leichter entspannen
können.
Sorgt für ausreichende Belüftung, um den
Raum frisch und angenehm zu halten.

Musik und Atmosphäre
Erwägen Sie das Abspielen beruhigender
Hintergrundmusik, um das Gesamterlebnis zu
verbessern.
Schaffen Sie mit sanften Düften und Diffusoren
eine beruhigende Atmosphäre.

Grundausstattung
Legen Sie für zusätzlichen Komfort eine
Yogamatte unter den Stuhl.
Stellen Sie Hilfsmittel wie Decken, Kissen und
Widerstandsbänder zur Anpassung und
Unterstützung bereit.

Visuelle Hilfsmittel
Verwenden Sie visuelle Hilfsmittel wie Poster und Diagramme, die die richtigen Stuhlyoga-Techniken demonstrieren.
Zeigen Sie eine klare und gut sichtbare Uhr an, damit die Teilnehmer ihre 10-minütigen Sitzungen im Auge behalten können.

Trinkstation
Machen Sie Trinkpausen, insbesondere wenn die Sitzungen länger als 10 Minuten dauern.

EINFÜHRUNG IN STUHL-YOGA-REQUISITEN

Stuhl-Yoga ist eine Abwandlung des Yoga, die die Ausübung für Menschen mit unterschiedlichem sportlichen Leistungsniveau erleichtert.
Die Verwendung von Hilfsmitteln beim Stuhl-Yoga kann die Unterstützung, den Komfort und die Ausrichtung während der Posen verbessern.

Stuhl Das wichtigste Hilfsmittel beim Yoga ist natürlich der Stuhl.
Wählen Sie einen stabilen, rutschfesten Stuhl ohne Armlehnen, der Ihnen volle Bewegungsfreiheit bietet.
Dieser Stuhl bietet Stabilität und Halt, sodass auch Personen mit Gleichgewichts- oder Mobilitätsproblemen am Yoga teilnehmen können.

Yogablöcke können zum Abwandeln der Posen verwendet werden, insbesondere wenn es schwierig ist, den Boden zu erreichen.

Bietet Höhe und Unterstützung für ein bequemeres und organisierteres Üben.

Ein Bolster ist ein längliches Kissen, das über einen Stuhl gelegt oder als zusätzliche Stütze in einer entspannten Position verwendet werden kann.
Sorgt für eine korrekte Ausrichtung der Wirbelsäule und erhöht den Komfort beim Sitzen oder Liegen.

Die Decke kann gefaltet und als zusätzliche Polsterung oder Stütze verwendet werden. Vielseitig einsetzbar und kann unter den Hüften, Knien oder anderen Bereichen platziert werden, wo zusätzliche Polsterung benötigt wird.

Yogagurte helfen Ihnen, Ihre Reichweite zu vergrößern und Ihre Flexibilität zu verbessern. Damit können Dehnübungen für Arme und Beine abgewandelt werden, um ein sicheres und wirksames Training zu gewährleisten.

Widerstandsbänder erhöhen Ihren Bewegungen den Widerstand und helfen beim Muskelkraftaufbau.

Es kann für eine Vielzahl von Übungen verwendet werden, um verschiedene Muskelgruppen gezielt anzusprechen und das allgemeine Körperbewusstsein zu verbessern.

Das Augenkissen fördert die Entspannung beim Sitzen oder Liegen.
Beim Auftragen auf die Augen erzeugt es eine beruhigende, meditative Erfahrung und ein Gefühl des Friedens.

Grip-Socken bieten Halt und Stabilität für diejenigen, die Yoga auf einem sitzenden Stuhl praktizieren.
Es verhindert ein Verrutschen und bietet sicheren Halt, insbesondere bei Bewegungen wie dem Strecken der Beine oder dem Balancieren.

Ein kleines Kissen oder Polster kann als zusätzliche Lendenwirbelstütze verwendet oder in liegender Position unter die Knie gelegt werden.
Hält Ihre Wirbelsäule gerade und erhöht den Komfort.

TAG 1

Nackenrollen

Setzen Sie sich bequem mit geradem Rücken und flach auf dem Boden stehenden Füßen auf den Stuhl.

Atmen Sie tief ein und senken Sie beim Ausatmen Ihr Kinn langsam in Richtung Brust.

Beginnen Sie, Ihren Kopf auf eine Seite zu rollen und Ihr rechtes Ohr in Richtung Ihrer rechten Schulter zu bringen.

Setzen Sie die kreisende Bewegung fort und bewegen Sie Ihren Kopf nach hinten und dann zur linken Schulter.

Wiederholen Sie die Kreisbewegung in beide Richtungen.

Dauer: 30 Sekunden

Schulterrollen

Lassen Sie Ihre Arme entspannt an den Seiten hängen.

Atmen Sie tief ein, während Sie beide Schultern zu Ihren Ohren heben.

Atmen Sie aus, während Sie Ihre Schultern in kreisenden Bewegungen nach hinten und unten rollen.

Wiederholen Sie die Kreisbewegung und rollen Sie dabei abwechselnd vorwärts und rückwärts.
Dauer: 30 Sekunden

Armrollen

Strecken Sie Ihre Arme seitlich gerade nach außen auf Schulterhöhe.
Beginnen Sie, mit den Handflächen nach unten kreisende Bewegungen mit den Armen auszuführen.
Setzen Sie die Kreisbewegung fort und vergrößern oder verkleinern Sie die Kreise schrittweise.
Kehren Sie nach einer festgelegten Dauer die Richtung der Kreise um.
Dauer: 30 Sekunden

Rückenrollen

Setzen Sie sich nach vorne auf den Stuhl und stellen Sie Ihre Füße fest auf den Boden.
Legen Sie Ihre Hände auf Ihre Knie.
Atmen Sie ein, während Sie Ihren Rücken krümmen, Ihre Brust nach vorne drücken und Ihren Blick zur Decke heben.
Atmen Sie aus, während Sie Ihren Rücken krümmen und Ihr Kinn in Richtung Brust ziehen.

Wiederholen Sie diese Schaukelbewegung und wechseln Sie dabei fließend zwischen einer Wölbung und einer Rundung Ihres Rückens. Dauer: 30 Sekunden

TAG 2

Einfache seitliche Dehnung im Sitzen

Setzen Sie sich bequem auf den Stuhl und stellen Sie Ihre Füße flach auf den Boden.

Atmen Sie ein, heben Sie die Arme über den Kopf und strecken Sie die Wirbelsäule.

Atmen Sie aus, lehnen Sie sich sanft zur Seite und strecken Sie eine Hand zum Boden.

Halten Sie die gegenüberliegende Hüfte am Boden und lehnen Sie sich nicht nach vorne.

Halten Sie die Position für 15–30 Sekunden.

Atmen Sie zurück in die Mitte ein und wiederholen Sie die Übung auf der anderen Seite.

Seitliche Beugung im Sitzen mit ausgestreckten Armen

Setzen Sie sich aufrecht auf den Stuhl und stellen Sie die Füße flach auf den Boden. Strecken Sie einen Arm über den Kopf und atmen Sie ein.

Atmen Sie aus, beugen Sie sich sanft zur anderen Seite und greifen Sie mit der anderen Hand zum Boden.

Halten Sie beide Hüften am Boden und den Brustkorb geöffnet. Halten Sie die Position für 15–30 Sekunden.

Atmen Sie zurück in die Mitte ein und wiederholen Sie die Übung auf der anderen Seite.

Sitzende Drehung mit seitlicher Dehnung

Setzen Sie sich aufrecht hin, kreuzen Sie das rechte Bein über das linke und stellen Sie den rechten Fuß flach auf den Boden.

Atmen Sie ein, strecken Sie Ihre Wirbelsäule und drehen Sie sich sanft nach rechts.

Atmen Sie aus, strecken Sie Ihre linke Hand zur Außenseite des rechten Knies und strecken Sie den rechten Arm nach hinten.

Halten Sie die Position 15–30 Sekunden lang und spüren Sie die Dehnung an der Seite und am Rücken.

Atmen Sie wieder in die Mitte ein und wechseln Sie die Beine, um die Übung auf der anderen Seite zu wiederholen.

Seitliche Dehnung im Sitzen mit sanfter Drehung

Setzen Sie sich mit flach auf dem Boden stehenden Füßen und aufrechtem Rücken hin.

Atmen Sie ein und heben Sie die Arme über den Kopf.

Atmen Sie aus, drehen Sie sich sanft zur Seite, legen Sie eine Hand auf das gegenüberliegende Knie und strecken Sie den anderen Arm nach hinten.

Halten Sie die Position 15–30 Sekunden lang und spüren Sie dabei eine Kombination aus seitlicher Dehnung und sanfter Drehung.

Atmen Sie zurück in die Mitte ein und wiederholen Sie die Übung auf der anderen Seite.

TAG 3

Sitzende Katzen-Kuh-Dehnung

Setzen Sie sich bequem auf den Stuhl, stellen Sie Ihre Füße flach auf den Boden und legen Sie Ihre Hände auf Ihre Knie.

Atmen Sie ein, wölben Sie Ihren Rücken und heben Sie Ihre Brust zur Decke (Kuhstellung).

Atmen Sie aus, runden Sie Ihre Wirbelsäule, ziehen Sie Ihr Kinn zur Brust und bringen Sie Ihren Nabel in Richtung Wirbelsäule (Katzenstellung).

Wiederholen Sie diesen Ablauf, indem Sie zwischen Kuh- und Katzenposen wechseln und dabei Ihre Atmung koordinieren.

Dauer: 15-30 Sekunden

Sitzende Drehungen zur Aktivierung der Körpermitte

Setzen Sie sich aufrecht auf den Stuhl und stellen Sie Ihre Füße flach auf den Boden.

Atme ein und strecke deine Wirbelsäule.

Atmen Sie aus, drehen Sie Ihren Oberkörper zur Seite, legen Sie eine Hand auf die Außenseite des gegenüberliegenden Knies und die andere Hand hinter sich auf den Stuhl.

Halten Sie die Drehung für ein paar Atemzüge und spüren Sie die Spannung in Ihrem Körperinneren.

Atmen Sie zurück in die Mitte ein und wiederholen Sie die Übung auf der anderen Seite.

Dauer:2-3 Minuten

Bauchkontraktionen

Setzen Sie sich bequem mit geradem Rücken hin.

Atmen Sie tief ein und spannen Sie Ihre Bauchmuskeln an, indem Sie Ihren Nabel in Richtung Wirbelsäule ziehen.

Atmen Sie aus und lösen Sie die Kontraktion.

Wiederholen Sie diese Bauchanspannung und konzentrieren Sie sich dabei auf die Anspannung und Entspannung der Rumpfmuskulatur.

Führen Sie diese Übung in kontrolliertem Tempo durch und betonen Sie die Verbindung zur Atmung.

Dauer:2-3 Minuten

Sanfte Beckenkippungen

Setzen Sie sich mit flach auf dem Boden stehenden Füßen hin, hüftbreit auseinander.

Atmen Sie ein und kippen Sie Ihr Becken nach vorne, wobei Sie Ihren unteren Rücken leicht krümmen.

Atmen Sie aus und kippen Sie Ihr Becken nach hinten, sodass Ihr unterer Rücken rund wird. Setzen Sie diese sanfte Schaukelbewegung fort und wechseln Sie dabei zwischen einer vorderen und einer hinteren Beckenkippung. Koordinieren Sie die Bewegung mit Ihrem Atem, um einen gleichmäßigen und kontrollierten Ablauf zu gewährleisten. Dauer:2-3 Minuten

TAG 4

Handgelenkkreise

Nehmen Sie eine bequeme Sitz- oder Stehposition mit gerader Wirbelsäule und entspannten Schultern ein.

Strecken Sie Ihre Arme mit den Handflächen nach unten vor sich auf Schulterhöhe aus.

Atmen Sie ein, während Sie beginnen, Ihre Handgelenke im Uhrzeigersinn zu drehen.

Machen Sie mit Ihren Handgelenken sanfte, kontrollierte Kreise und konzentrieren Sie sich auf fließende und sanfte Bewegungen.

Wechseln Sie nach Abschluss mehrerer Kreise im Uhrzeigersinn zu Drehungen gegen den Uhrzeigersinn.

Setzen Sie die Kreisbewegung fort und lassen Sie Ihren Handgelenken freie Bewegung.

Führen Sie etwa 30 Sekunden bis 1 Minute lang Handgelenkkreise aus.

Knöchelkreise

Setzen Sie sich bequem hin, wobei Ihre Füße flach auf dem Boden stehen, oder stellen Sie sich hin und verteilen Sie Ihr Gewicht gleichmäßig auf beide Füße.

Wenn Sie sitzen, heben Sie einen Fuß vom Boden. Wenn Sie stehen, können Sie immer noch Knöchelkreise mit beiden Füßen auf dem Boden ausführen.

Atmen Sie ein, während Sie beginnen, Ihren Knöchel im Uhrzeigersinn zu drehen.

Machen Sie mit Ihrem Knöchel kontrollierte Kreise und bewegen Sie ihn in kreisenden Bewegungen.

Wechseln Sie nach Abschluss mehrerer Kreise im Uhrzeigersinn zu Drehungen gegen den Uhrzeigersinn.

Setzen Sie die Kreisbewegung fort und ermöglichen Sie Ihrem Knöchel, den gesamten Bewegungsbereich zu durchlaufen.

Wenn Sie an einem Knöchel arbeiten, senken Sie den Fuß und wechseln Sie auf die andere Seite.

Wiederholen Sie die Knöchelkreise für die gleiche Dauer mit dem anderen Bein.

Führen Sie mit jedem Bein etwa 30 Sekunden bis 1 Minute lang Knöchelkreise durch.

Sitzende Hüftkreise

Setzen Sie sich bequem hin, stellen Sie Ihre Füße flach auf den Boden und legen Sie Ihre Hände auf Ihre Knie.

Atmen Sie ein, während Sie Ihr rechtes Knie zur Brust heben, und atmen Sie dann aus, während Sie Ihr Knie zur Seite drehen.

Atmen Sie erneut ein, während Sie Ihr Knie wieder senken, und atmen Sie aus, während Sie dasselbe Knie wieder hochheben.

Führen Sie mehrere Drehungen in eine Richtung durch, bevor Sie zum anderen Bein wechseln.

Wiederholen Sie die Abfolge und kehren Sie dabei die Richtung der Hüftkreise um.

Dauer:2-3 Minuten

Knie-Brust-Rotation im Sitzen

Setzen Sie sich aufrecht hin und stellen Sie Ihre Füße flach auf den Boden.

Atmen Sie ein, während Sie Ihr rechtes Knie zur Brust ziehen.

Atmen Sie aus, während Sie Ihre Hüfte nach außen drehen und das Knie zur Seite bringen.

Atmen Sie ein, bringen Sie das Knie wieder in die Mitte und atmen Sie aus, während Sie den Fuß auf den Boden senken.

Wiederholen Sie die Übung auf der anderen Seite und wechseln Sie dabei die Beine ab.
Dauer:2-3 Minuten

TAG 5

Sitzende Halbmond-Dehnung

Setzen Sie sich mit flach auf den Boden gestellten Füßen hin, die Beine weiter als hüftbreit auseinander.

Atmen Sie ein, heben Sie die Arme über den Kopf und verschränken Sie die Hände.

Atmen Sie aus, lehnen Sie sich auf eine Seite und halten Sie die gegenüberliegende Hüfte auf dem Boden.

Halten Sie die Position 15–30 Sekunden lang und spüren Sie die Dehnung an der Seite.

Atmen Sie zurück in die Mitte ein und wiederholen Sie die Übung auf der anderen Seite.

Sitzende Knöchel-Knie-Kreise

Kreuzen Sie Ihren rechten Knöchel über Ihrem linken Knie, sodass eine Viererform entsteht.

Atmen Sie ein, während Sie Ihr rechtes Knie zur Brust heben, und atmen Sie aus, während Sie es nach außen drehen.

Atmen Sie erneut ein, bringen Sie das Knie wieder in die Mitte und atmen Sie aus, während Sie es senken.

Wiederholen Sie die Übung auf der anderen Seite und wechseln Sie dabei die Beine ab.
Dauer:2-3 Minuten

Hüftrotation in Form einer Acht

Setzen Sie sich mit hüftbreit auseinander stehenden Füßen hin.

Stellen Sie sich vor, Sie zeichnen mit Ihren Knien eine Acht.

Atme ein, während du dein rechtes Knie zur Brust hebst und es in kreisenden Bewegungen nach außen ziehst.

Atmen Sie aus, während Sie das Knie wieder in die Mitte bringen und die Kreisbewegung in die entgegengesetzte Richtung fortsetzen.

Wiederholen Sie die Übung auf der anderen Seite und bilden Sie mit beiden Hüften eine sanfte Achterbewegung.
Dauer:2-3 Minuten

Sitzende interne Hüftrotation

Setzen Sie sich bequem hin und legen Sie Ihre Hände auf Ihre Knie.

Atmen Sie ein, während Sie Ihr rechtes Knie zur Brust heben.

Atmen Sie aus, während Sie Ihre Hüfte nach innen drehen und das Knie zur anderen Seite bringen.

Atmen Sie ein, bringen Sie das Knie wieder in die Mitte und atmen Sie aus, während Sie den Fuß auf den Boden senken.

Wiederholen Sie die Übung auf der anderen Seite und wechseln Sie dabei die Beine ab.

Dauer:2-3 Minuten

TAG 6

Zehenklopfen

Setzen Sie sich bequem hin und stellen Sie Ihre Füße flach auf den Boden.

Heben Sie Ihre Zehen zur Decke und tippen Sie sie wieder nach unten.

Führen Sie etwa 2 bis 3 Minuten lang kontrollierte Zehenklopfen aus.

Fersenerhöhungen

Sitzen oder stehen Sie mit flach auf dem Boden stehenden Füßen.

Heben Sie Ihre Fersen vom Boden, während Sie Ihre Zehen auf dem Boden lassen.

Senken Sie Ihre Fersen wieder ab.

Führen Sie etwa 30 Sekunden bis 1 Minute lang kontrollierte Fersenhebungen durch.

Knöchel-Alphabet

Strecken Sie ein Bein vor sich aus oder heben Sie es leicht vom Boden ab.

Stellen Sie sich vor, Sie zeichnen mit Ihrem großen Zeh die Buchstaben des Alphabets.

Vervollständigen Sie das gesamte Alphabet mit einem Fuß und wechseln Sie dann zum anderen.

Führen Sie Knöchelalphabete für etwa
2–3 Minuten auf jedem Fuß.

Wadenheben
Stellen Sie sich mit hüftbreit auseinander
stehenden Füßen hin.
Stellen Sie sich auf Ihre Fußballen und heben
Sie Ihre Fersen vom Boden.
Senken Sie Ihre Fersen wieder ab.
Führen Sie etwa 2 bis 3 Minuten lang
kontrollierte Wadenheben durch.

TAG 7

Schulterrollen

Stehen oder sitzen Sie bequem mit herabhängenden Armen.

Atmen Sie ein, während Sie Ihre Schultern zu Ihren Ohren heben.

Atmen Sie aus, während Sie Ihre Schultern in kreisenden Bewegungen nach hinten und unten rollen.

Wiederholen Sie den Vorgang etwa 2–3 Minuten lang und wechseln Sie dabei zwischen Vorwärts- und Rückwärtsrollen.

Armkreise

Strecken Sie Ihre Arme seitlich gerade nach außen auf Schulterhöhe.

Machen Sie mit Ihren Armen kleine kreisende Bewegungen.

Erhöhen Sie nach und nach die Größe der Kreise.

Führen Sie etwa 2–3 Minuten lang Armkreise aus und kehren Sie dann die Richtung um.

Dehnung des Schulterbeugers

Stehen oder sitzen Sie mit gerader Wirbelsäule.

Heben Sie Ihren rechten Arm und beugen Sie ihn am Ellbogen.

Strecken Sie Ihre rechte Hand nach unten über Ihren oberen Rücken.

Drücken Sie mit der linken Hand sanft auf den rechten Ellbogen und spüren Sie eine Dehnung im rechten Trizeps und in der rechten Schulter.

Halten Sie die Position für 15–30 Sekunden und wechseln Sie dann die Seite.

Dehnung der Schulterstrecker

Legen Sie Ihren rechten Arm auf Schulterhöhe über Ihre Brust.

Ziehen Sie mit der linken Hand den rechten Arm sanft näher an Ihre Brust.

Spüren Sie die Dehnung entlang der Rückseite Ihrer rechten Schulter.

Halten Sie die Position für 15–30 Sekunden und wechseln Sie dann die Seite.

Dauer 2-3 Minuten

TAG 8

Gewichtsverlagerung auf dem Stuhl

Setzen Sie sich bequem hin und stellen Sie Ihre Füße flach auf den Boden.

Atmen Sie ein, während Sie Ihr Gewicht nach rechts verlagern und Ihre linke Hüfte leicht anheben.

Atmen Sie aus, während Sie Ihr Gewicht nach links verlagern und Ihre rechte Hüfte anheben. Setzen Sie diese seitliche Gewichtsverlagerungsbewegung etwa 2–3 Minuten lang fort.

Konzentrieren Sie sich darauf, Ihre Wirbelsäule aufrecht zu halten und während der Bewegung Ihre Körpermitte anzuspannen.

Knöchelkreise

Setzen Sie sich bequem hin und stellen Sie Ihre Füße flach auf den Boden.

Heben Sie einen Fuß vom Boden und beginnen Sie, mit Ihrem Knöchel kreisende Bewegungen zu machen.

Drehen Sie den Knöchel etwa 30 Sekunden lang im Uhrzeigersinn und wechseln Sie dann zu Drehungen gegen den Uhrzeigersinn.

Senken Sie den Fuß und wiederholen Sie die Knöchelkreise mit dem anderen Bein.
Führen Sie Knöchelkreise für ca.
2–3 Minuten auf jedem Bein.

Einbeiniger Sitz

Setzen Sie sich aufrecht auf den Stuhl und stellen Sie Ihre Füße flach auf den Boden.
Heben Sie einen Fuß leicht vom Boden ab, halten Sie das Knie gebeugt.
Halten Sie das angehobene Bein etwa 15 bis 30 Sekunden lang in der Luft und spannen Sie dabei Ihre Körpermitte an, um das Gleichgewicht zu halten.
Senken Sie den Fuß und wechseln Sie zum anderen Bein.
Wiederholen Sie den einbeinigen Sitz etwa 2–3 Minuten lang und wechseln Sie dabei die Beine.

Knöcheldehnung im Sitzen

Setzen Sie sich mit ausgestrecktem Bein vor sich hin.
Beugen Sie Ihren Fuß und bringen Sie Ihre Zehen in Richtung Ihres Schienbeins.
Halten Sie den oberen Teil Ihres Fußes mit der Hand fest und drücken Sie die Zehen sanft in Richtung Ihres Schienbeins.

Halten Sie die Dehnung etwa 15–30 Sekunden lang und spüren Sie die Dehnung an der Rückseite Ihres Knöchels.
Lösen Sie die Bewegung und wechseln Sie zum anderen Bein.
Wiederholen Sie die Dehnung des Knöchels im Sitzen etwa 2–3 Minuten lang und wechseln Sie dabei zwischen den Beinen.

TAG 9

Knieheben im Sitzen

Setzen Sie sich aufrecht auf den Stuhl und stellen Sie Ihre Füße flach auf den Boden.
Atmen Sie ein, während Sie Ihr rechtes Knie zur Brust heben.
Atmen Sie aus, während Sie den rechten Fuß wieder auf den Boden senken.
Wiederholen Sie die Übung mit dem linken Knie.
Führen Sie kontrolliertes Knieheben etwa 30 Sekunden bis 1 Minute lang durch und wechseln Sie dabei die Beine.

Einbeinige Streckung

Setzen Sie sich bequem hin und stellen Sie Ihre Füße flach auf den Boden.
Atmen Sie ein, während Sie Ihr rechtes Bein gerade vor sich ausstrecken.
Atmen Sie aus, während Sie den rechten Fuß wieder auf den Boden senken.
Wiederholen Sie die Übung mit dem linken Bein.

Führen Sie etwa 2 bis 1 Minute lang einbeinige Streckübungen durch und wechseln Sie dabei die Beine.

Beinheben im Sitzen

Setzen Sie sich aufrecht hin und stellen Sie Ihre Füße flach auf den Boden.

Atmen Sie ein, während Sie Ihr rechtes Bein gerade vor sich ausstrecken.

Atmen Sie aus, während Sie den rechten Fuß wieder auf den Boden senken.

Wiederholen Sie die Übung mit dem linken Bein.

Führen Sie kontrollierte Beinheben für ca. 2 bis 3 Minuten, abwechselnd zwischen den Beinen.

Seitliches Beinheben

Setzen Sie sich mit flach auf dem Boden stehenden Füßen und gebeugten Knien hin.

Atmen Sie ein, während Sie Ihr rechtes Bein zur Seite heben.

Atmen Sie aus, während Sie den rechten Fuß wieder auf den Boden senken.

Wiederholen Sie die Übung mit dem linken Bein.

Führen Sie seitliche Beinheben etwa 30 Sekunden bis 1 Minute lang durch und wechseln Sie dabei die Beine.

TAG 10

Dehnung der Außenrotation

Strecken Sie Ihren rechten Arm gerade vor sich aus.

Beugen Sie Ihren rechten Ellbogen in einem 90-Grad-Winkel und legen Sie Ihren Unterarm über Ihre Brust.

Drücken Sie mit der linken Hand leicht auf den rechten Unterarm und dehnen Sie so die Außenseite der rechten Schulter.

Halten Sie die Position für 15–30 Sekunden und wechseln Sie dann die Seite.

Schulterblatt-Squeezes

Sitzen oder stehen Sie mit gerader Wirbelsäule. Atmen Sie ein, während Sie Ihre Schulterblätter zusammendrücken und Ihren Brustkorb öffnen. Atmen Sie aus, während Sie den Druck lösen. Wiederholen Sie die Übung etwa 2–3 Minuten lang und konzentrieren Sie sich dabei auf die kontrollierte Bewegung.

Sitzende Vierer-Dehnung

Setzen Sie sich zunächst mit gerader Wirbelsäule und flach auf dem Boden stehenden Füßen auf einen Stuhl.
Heben Sie Ihren rechten Fuß vom Boden und kreuzen Sie Ihren rechten Knöchel über Ihrem linken Knie, sodass eine Viererform entsteht.
Beugen Sie Ihren rechten Fuß, um das Knie zu schützen, und drücken Sie sanft auf die Innenseite des rechten Knies, um es zum Öffnen zu animieren.
Achten Sie darauf, dass Ihre Wirbelsäule gerade bleibt und Ihr Brustkorb geöffnet ist.
Sie sollten eine Dehnung im äußeren Teil Ihrer rechten Hüfte und Ihres Oberschenkels spüren.
Halten Sie die sitzende Vierer-Dehnung etwa 15–30 Sekunden lang oder länger, wenn es angenehm ist.

Seiten wechseln

Lösen Sie die Dehnung auf der rechten Seite, stellen Sie den rechten Fuß wieder auf den Boden und wechseln Sie auf die linke Seite.
Wiederholen Sie die Dehnung auf der linken Seite und spüren Sie die Dehnung im äußeren Teil der linken Hüfte und des linken Oberschenkels.

Konzentrieren Sie sich auf Ihre Atmung; atmen Sie tief ein und langsam aus, während Sie die Dehnung halten.
Entspannen Sie Ihre Schultern und halten Sie Ihre Kiefer- und Gesichtsmuskulatur entspannt.
Dauer:2-3 Minuten

Sitzender Adler

Setzen Sie sich zunächst mit gerader Wirbelsäule und entspannten Schultern auf einen Stuhl.
Strecken Sie Ihre Arme gerade vor sich auf Schulterhöhe aus.
Kreuzen Sie Ihren rechten Arm an den Ellbogen über Ihrem linken Arm und legen Sie Ihre Handflächen zusammen.
Drehen Sie Ihre Handgelenke so, dass Ihre Handflächen einander zugewandt sind und die Finger Ihrer rechten Hand sich um die Finger Ihrer linken Hand haken.
Heben Sie Ihre Ellbogen leicht an und versuchen Sie, sie auf eine Linie mit Ihren Schultern zu bringen.
Sie sollten eine Dehnung zwischen Ihren Schulterblättern und über Ihren oberen Rücken spüren.

Halten Sie die sitzende Adlerarmposition etwa
15–30 Sekunden lang oder länger, wenn es
angenehm ist.
Konzentrieren Sie sich auf Ihre Atmung; atmen
Sie tief ein und langsam aus, während Sie die
Dehnung halten.
Lösen Sie sanft Ihre Arme, lösen Sie die
Verschränkung und schütteln Sie sie aus.
Kreuzen Sie Ihren linken Arm über Ihren
rechten Arm und wiederholen Sie die Schritte.

TAG 11

Fersenerhöhungen

Sitzen oder stehen Sie mit flach auf dem Boden stehenden Füßen.
Heben Sie Ihre Fersen vom Boden, lassen Sie Ihre Zehen jedoch auf dem Boden.
Senken Sie Ihre Fersen wieder ab.
Führen Sie kontrollierte Fersenlifts für ca. 30 Sekunden bis 1 Minute.

Kombinierte Zehenklopfer und Fersenheber

Wechseln Sie in einer rhythmischen Bewegung zwischen Zehenklopfen und Fersenheben.
Heben Sie Ihre Zehen an und tippen Sie mit ihnen nach unten, heben Sie dann Ihre Fersen an und senken Sie sie ab.
Setzen Sie diese Kombination etwa 2–3 Minuten lang fort und behalten Sie dabei ein gleichmäßiges Tempo bei.

Beinstrecker im Sitzen mit Zehenklopfen

Setzen Sie sich aufrecht hin und stellen Sie Ihre Füße flach auf den Boden.
Strecken Sie ein Bein gerade vor sich aus.

Heben Sie die Zehen des ausgestreckten Beins zur Decke und führen Sie kontrollierte Zehenklopfen aus.
Senken Sie die Zehen wieder ab und wechseln Sie zum anderen Bein.
Fahren Sie etwa 2–3 Minuten lang abwechselnd mit den Beinen fort.

Fersenlifts mit Knielifts
Setzen Sie sich mit flach auf dem Boden stehenden Füßen hin.
Heben Sie ein Knie in Richtung Brust und heben Sie gleichzeitig die Ferse des anderen Fußes vom Boden.
Senken Sie die Ferse und das Knie wieder nach unten und wechseln Sie dann zur anderen Seite.
Führen Sie etwa 2–3 Minuten lang kontrollierte Fersenhebungen mit Kniehebungen durch.

TAG 12

Schulterdehnung

Sitzen oder stehen Sie bequem.

Legen Sie Ihren rechten Arm über Ihre Brust.

Ziehen Sie mit der linken Hand Ihren rechten Arm sanft zur Brust.

Halten Sie die Dehnung für 15–30 Sekunden.

Auf der anderen Seite wiederholen.

Dauer 2-3 Minuten

Brustöffner

Sitzen oder stehen Sie aufrecht mit gerader Wirbelsäule.

Verschränken Sie die Hände hinter dem Rücken und strecken Sie die Arme.

Heben Sie Ihre Arme leicht an und öffnen Sie Ihre Brust.

Halten Sie die Dehnung für 15–30 Sekunden.

Dehnung der Arme über der Brust

Legen Sie Ihren rechten Arm über Ihre Brust.

Ziehen Sie mit der linken Hand Ihren rechten Arm sanft zur Brust.

Halten Sie die Dehnung für 15–30 Sekunden.

Auf der anderen Seite wiederholen.

Dehnung der Brust an der Wand

Stellen Sie sich mit dem Gesicht vor eine Wand.

Legen Sie Ihre rechte Handfläche auf Schulterhöhe an die Wand.

Drehen Sie Ihren Körper langsam von der Wand weg und spüren Sie eine Dehnung in Ihrer Brust.

Halten Sie die Dehnung für 15–30 Sekunden.

Auf der anderen Seite wiederholen.

TAG 13

Unterarmdehnung

Strecken Sie Ihren rechten Arm vor sich aus.
Drücken Sie mit der linken Hand leicht auf die
Finger Ihrer rechten Seite und strecken Sie so
Ihren Unterarm.
Halten Sie die Dehnung für 15–30 Sekunden.
Auf der anderen Seite wiederholen.
Machen Sie das 2 Minuten lang.

Dehnung der Handgelenkbeugemuskulatur

Strecken Sie Ihren rechten Arm mit der
Handfläche nach unten vor sich aus.
Drücken Sie mit der linken Hand leicht auf die
Finger Ihrer rechten Seite und strecken Sie so
das Handgelenk und den Unterarm.
Halten Sie die Dehnung für 15–30 Sekunden.
Auf der anderen Seite wiederholen.
Machen Sie das 2 Minuten lang.

Vorwärtsbeuge im Sitzen

Setzen Sie sich zunächst auf den Boden und
strecken Sie Ihre Beine gerade vor sich aus.

Atmen Sie ein, während Sie Ihre Wirbelsäule strecken und Ihre Arme über den Kopf strecken.
Atmen Sie aus, während Sie Ihre Hüften nach vorne beugen und Ihre Brust nach vorne bringen.
Strecken Sie Ihre Arme in Richtung Ihrer Zehen und greifen Sie je nach Ihrer Flexibilität nach Ihren Schienbeinen, Knöcheln oder Füßen.
Halten Sie die sitzende Vorwärtsbeuge 15–30 Sekunden lang und spüren Sie die Dehnung entlang Ihrer Kniesehnen und Ihres unteren Rückens.
Entspannen Sie sich während der Dehnung und konzentrieren Sie sich auf Ihren Atem. Atmen Sie tief ein und langsam aus.
Atmen Sie ein, während Sie langsam wieder in eine sitzende Position kommen.

Sitzende Schmetterlingsdehnung

Setzen Sie sich mit gerader Wirbelsäule und ausgestreckten Beinen vor Ihnen auf den Boden.
Beugen Sie die Knie und bringen Sie die Fußsohlen zusammen, sodass die Knie seitlich nach außen fallen.
Halten Sie Ihre Füße mit den Händen und verschränken Sie Ihre Finger um Ihre Zehen.

Atmen Sie ein, während Sie Ihre Knie seitlich öffnen und eine Dehnung in Ihren inneren Oberschenkeln spüren.

Atmen Sie aus, während Sie sich von der Hüfte aus nach vorne lehnen und Ihre Brust in Richtung Ihrer Füße bringen.

Halten Sie die sitzende Schmetterlingsdehnung 15–30 Sekunden lang und spüren Sie die Dehnung in Ihren inneren Oberschenkeln und Hüften.

Konzentrieren Sie sich auf tiefe Atemzüge: Atmen Sie ein, um Ihren Brustkorb zu weiten, und atmen Sie aus, um Spannungen zu lösen.

Atmen Sie ein, während Sie sich wieder aufrichten und halten Sie dabei Ihre Wirbelsäule gerade.

TAG 14

Sitzende Grätschdehnung

Setzen Sie sich auf den Boden und strecken Sie Ihre Beine weit aus, sodass eine Grätschposition entsteht.

Atmen Sie ein und strecken Sie Ihre Wirbelsäule.

Atmen Sie aus, während Sie sich in der Hüfte beugen und Ihre Hände nach vorne zur Mitte strecken.

Halten Sie die Dehnung 15–30 Sekunden lang und spüren Sie die Dehnung an der Innenseite Ihrer Oberschenkel.

Schmetterlings-Stretch

Setzen Sie sich mit geschlossenen Fußsohlen auf den Boden und lassen Sie Ihre Knie seitlich nach außen fallen.

Halten Sie Ihre Füße mit den Händen fest und drücken Sie Ihre Knie sanft in Richtung Boden.

Halten Sie die Dehnung 15–30 Sekunden lang und spüren Sie die Dehnung in Ihren inneren Oberschenkeln und in der Leistengegend.

Frosch-Stretch

Beginnen Sie in der Position auf Händen und Knien.

Spreizen Sie Ihre Knie allmählich so weit zur Seite, wie es angenehm ist.

Senken Sie Ihre Hüften zum Boden, während Sie Ihre Brust hochhalten.

Halten Sie die Dehnung 15–30 Sekunden lang und spüren Sie eine tiefe Dehnung in Ihren inneren Oberschenkeln.

Dehnung der Beinadduktoren im Sitzen

Setzen Sie sich mit ausgestreckten Beinen vor sich hin.

Öffnen Sie Ihre Beine seitlich, sodass eine V-Form entsteht.

Atmen Sie ein und strecken Sie Ihre Wirbelsäule.

Atmen Sie aus, während Sie sich in der Hüfte beugen und jeweils ein Bein nach dem anderen erreichen.

Halten Sie jede Seite 15–30 Sekunden lang und spüren Sie die Dehnung in der Innenseite des gestreckten Beins.

TAG 15

Dehnungsübung zum Ausfallschritt

Beginnen Sie in einer Ausfallschrittposition mit dem rechten Bein nach vorne und dem linken Bein gerade nach hinten ausgestreckt.

Senken Sie Ihre Hüften zum Boden und spüren Sie eine Dehnung in Ihrer linken Oberschenkelinnenseite.

Halten Sie die Dehnung für 15–30 Sekunden und wechseln Sie dann die Seite.

Seitliche Ausfallschritt-Dehnung

Stellen Sie sich mit mehr als schulterbreit auseinander stehenden Füßen hin.

Verlagere dein Gewicht auf eine Seite, beuge das Knie und lasse das andere Bein gestreckt.

Spüren Sie die Dehnung in der Innenseite des gestreckten Beins.

Halten Sie die Position auf jeder Seite 15–30 Sekunden lang.

Führen Sie die gesamte Sequenz etwa 2–3 Minuten lang durch.

Sitzende Oberschenkeldehnung

Setzen Sie sich zunächst auf den Boden und strecken Sie Ihre Beine gerade vor sich aus.
Atmen Sie ein, während Sie Ihre Wirbelsäule strecken und sich aufrecht hinsetzen.
Spannen Sie Ihre Füße an und richten Sie Ihre Zehen zur Decke.
Atmen Sie aus, während Sie sich in der Hüfte nach vorne zu Ihren Zehen beugen.
Strecken Sie Ihre Arme nach vorne und strecken Sie sie zu Ihren Zehen. Halten Sie sich, wenn möglich, an Ihren Schienbeinen, Knöcheln oder Füßen fest.
Halten Sie Ihren Rücken während der gesamten Dehnung gerade und vermeiden Sie ein Runden oder Beugen.
Sie sollten eine leichte Dehnung an der Rückseite Ihrer Oberschenkel und an den Kniesehnen spüren.
Halten Sie die Dehnung der Oberschenkelrückseite im Sitzen 15–30 Sekunden lang oder länger, wenn es angenehm ist.
Konzentrieren Sie sich auf tiefe Atemzüge.
Atmen Sie ein, während Sie sich langsam wieder aufrichten und in eine aufrechte Position zurückkehren.

Stuhl Savasana (Totenstellung)

Setzen Sie sich bequem auf einen Stuhl und stellen Sie Ihre Füße hüftbreit auseinander flach auf den Boden.

Legen Sie Ihre Hände auf Ihren Schoß, die Handflächen zeigen nach oben oder unten, je nachdem, was sich angenehmer anfühlt.

Schließen Sie sanft Ihre Augen, um Ihre Aufmerksamkeit nach innen zu richten.

Konzentrieren Sie sich auf Ihren Atem. Atmen Sie tief durch die Nase ein und füllen Sie Ihre Lungen. Atmen Sie vollständig aus und lassen Sie alle Spannungen los.

Beginnen Sie beim Kopf und bewegen Sie sich bis zu den Zehen, und lösen Sie bewusst die Spannung in jedem Teil Ihres Körpers.

Entspannen Sie Ihre Stirn, Ihren Kiefer und Ihre Schultern und lassen Sie Ihre Arme mühelos ruhen.

Lassen Sie Ihre Brust und Ihren Bauch bei jedem Atemzug natürlich heben und senken. Entspannen Sie Ihren Bauch.

Spüren Sie, wie das Gewicht Ihrer Beine in den Stuhl sinkt. Lösen Sie jegliche Spannung in Ihren Oberschenkeln, Knien und Waden.

Gönnen Sie Ihrem Körper und Geist Ruhe.
Lassen Sie das Bedürfnis los, etwas
kontrollieren oder ändern zu wollen.
Bleiben Sie 3–5 Minuten oder länger in diesem
Entspannungszustand, wenn Sie Zeit haben.

TAG 16

Sitzende Beinkreise (im und gegen den Uhrzeigersinn)

Strecken Sie ein Bein gerade vor sich aus.
Machen Sie mit dem ausgestreckten Bein etwa
30 Sekunden lang kreisende Bewegungen im
Uhrzeigersinn.
Kehren Sie die Richtung um und führen Sie
weitere 30 Sekunden lang Beinkreise gegen den
Uhrzeigersinn aus.
Wechseln Sie zum anderen Bein und
wiederholen Sie den Vorgang.
Dauer:2 Minuten

Knöchelkreisen im Sitzen

Setzen Sie sich aufrecht hin und stellen Sie Ihre
Füße flach auf den Boden.
Heben Sie einen Fuß vom Boden und drehen
Sie Ihren Knöchel in kreisenden Bewegungen.
Führen Sie in jede Richtung etwa 30 Sekunden
lang Knöchelkreise aus und wechseln Sie dann
zum anderen Fuß.
Setzen Sie sich aufrecht hin und strecken Sie
beide Beine gerade aus.

Heben Sie Ihr rechtes Bein ein paar Zentimeter vom Boden ab.

Machen Sie mit dem angehobenen Bein kreisende Bewegungen, zuerst im Uhrzeigersinn und dann gegen den Uhrzeigersinn.

Senken Sie das rechte Bein und wechseln Sie zum linken Bein.

Machen Sie abwechselnd Beinheben und Kreisen für etwa 2-3 Minuten weiter.

Abwechselnde Beinheben-Übung mit Kreisen

Legen Sie sich mit dem Rücken auf eine Matte oder eine bequeme Oberfläche.

Legen Sie Ihre Hände zur Stabilität mit den Handflächen nach unten an die Seiten.

Strecken Sie Ihre Beine gerade aus und heben Sie sie ein paar Zentimeter vom Boden ab.

Heben Sie ein Bein höher und beginnen Sie dann, mit diesem Bein kleine Kreise zu machen.

Nachdem Sie Kreise in eine Richtung ausgeführt haben, wechseln Sie zum anderen Bein und wiederholen Sie den Vorgang.

Halten Sie Ihre Körpermitte während der gesamten Übung angespannt, um Ihren unteren Rücken zu stützen.

Führen Sie die Übung kontrolliert und bewusst durch.

Beginnen Sie mit 30 Sekunden bis 1 Minute für jeden Satz, abhängig von Ihrem Fitnesslevel. Erhöhen Sie die Dauer allmählich, wenn Ihre Kraft und Ausdauer zunehmen. Streben Sie 2-3 Sätze an, mit einer Ruhepause von 30 Sekunden bis 1 Minute zwischen den Sätzen.

Sitzende Hüftrotationen

Setzen Sie sich aufrecht hin und stellen Sie Ihre Füße flach auf den Boden.

Heben Sie beide Füße leicht vom Boden ab. Machen Sie mit beiden Beinen kreisende Bewegungen und drehen Sie dabei Ihre Hüften etwa 30 Sekunden lang im Uhrzeigersinn.

Kehren Sie die Richtung um und drehen Sie Ihre Hüften weitere 30 Sekunden gegen den Uhrzeigersinn.

TAG 17

Kniekreise im Sitzen

Setzen Sie sich bequem hin und stellen Sie Ihre Füße flach auf den Boden.

Heben Sie ein Knie zur Brust und machen Sie kreisende Bewegungen mit dem Knie.

Führen Sie in jede Richtung etwa 30 Sekunden lang Kniekreise aus und wechseln Sie dann zum anderen Knie.

Fahrräder mit Sitz

Setzen Sie sich mit flach auf dem Boden stehenden Füßen und gebeugten Knien hin.

Heben Sie einen Fuß vom Boden und strecken Sie das Bein gerade aus.

Ziehen Sie das gestreckte Bein wieder heran und wechseln Sie zum anderen Bein.

Führen Sie die sitzende Fahrradtour etwa 2–3 Minuten lang durch und spannen Sie dabei Ihre Körpermitte an.

Kniestreckung im Sitzen mit Zehenklopfen

Setzen Sie sich aufrecht hin und stellen Sie Ihre Füße flach auf den Boden.

Strecken Sie ein Bein gerade vor sich aus.
Heben Sie das gestreckte Bein leicht vom
Boden ab und führen Sie kontrollierte
Zehenklopfen aus.
Senken Sie den Fuß wieder ab und wechseln Sie
zum anderen Bein.
Fahren Sie etwa 2–3 Minuten lang abwechselnd
mit den Beinen fort.

Kniestreckung mit Rotation

Setzen Sie sich mit flach auf dem Boden
stehenden Füßen hin.
Heben Sie ein Knie in Richtung Brust und
drehen Sie es nach außen, wobei Sie Ihre Hüfte
anspannen.
Strecken Sie das gedrehte Bein gerade vor sich
aus.
Halten Sie die Position einen Moment und
senken Sie das Bein dann wieder ab.
Auf der anderen Seite wiederholen.
Führen Sie Kniestreckungen mit Rotation etwa
2–3 Minuten lang durch, abwechselnd mit den
Beinen.

TAG 18

Einbeiniges Strecken

Setzen Sie sich bequem hin und stellen Sie Ihre Füße flach auf den Boden.

Strecken Sie ein Bein gerade vor sich aus und heben Sie den Fuß leicht vom Boden ab.

Halten Sie das gestreckte Bein einen Moment und senken Sie es anschließend wieder ab.

Wiederholen Sie die Übung mit dem anderen Bein.

Führen Sie etwa 30 Sekunden bis 1 Minute lang einbeinige Streckübungen durch und wechseln Sie dabei die Beine ab.

Knöchelalphabet - Großbuchstaben

Setzen Sie sich bequem mit ausgestreckten Beinen hin oder stellen Sie sich mit flach auf dem Boden stehenden Füßen hin.

Stellen Sie sich die Buchstaben des Alphabets in Großbuchstaben vor.

Verwenden Sie Ihren großen Zeh als „Stift" und schreiben Sie mit Ihrem Knöchel jeden Großbuchstaben in die Luft.

Führen Sie das gesamte Großalphabet aus und konzentrieren Sie sich dabei auf kontrollierte und bewusste Bewegungen.
Wiederholen Sie den Vorgang mit dem anderen Fuß.
Dauer:2 Minuten

Knöchelalphabet - Kleinbuchstaben

Setzen Sie sich bequem hin oder stellen Sie sich mit flach auf den Boden gestellten Füßen hin.
Stellen Sie sich die Buchstaben des Alphabets in Kleinbuchstaben vor.
Verwenden Sie Ihren großen Zeh als „Stift", um mit Ihrem Knöchel jeden Kleinbuchstaben in die Luft zu schreiben.
Gehen Sie das gesamte Kleinalphabet durch und achten Sie dabei auf die Präzision Ihrer Bewegungen.
Wiederholen Sie den Vorgang mit dem anderen Fuß.
Dauer:2 Minuten

Knöchelbeugung und -punkt

Setzen Sie sich bequem mit ausgestreckten Beinen hin oder stellen Sie sich mit flach auf dem Boden stehenden Füßen hin.

Heben Sie einen Fuß vom Boden und beugen
Sie Ihren Knöchel, sodass Ihre Zehen in
Richtung Ihres Schienbeins zeigen.
Strecken Sie Ihre Zehen von sich weg und
strecken Sie Ihren Knöchel.
Wiederholen Sie die Beuge- und
Streckbewegung etwa 30 Sekunden lang und
wechseln Sie dann zum anderen Fuß.
Dauer:2 Minuten

TAG 19

Sitzender Krieger I

Setzen Sie sich bequem mit gerader Wirbelsäule hin.

Strecken Sie Ihr rechtes Bein gerade zur Seite aus.

Beugen Sie Ihr linkes Knie und bringen Sie die Sohle Ihres linken Fußes in Richtung Ihrer rechten Oberschenkelinnenseite.

Atmen Sie ein, während Sie die Arme über den Kopf zur Decke heben.

Halten Sie die Dehnung für 15–30 Sekunden.

Auf der anderen Seite wiederholen.

Sitzender Krieger II

Setzen Sie sich aufrecht hin und strecken Sie die Beine weit aus.

Drehen Sie Ihren rechten Fuß zur Seite und beugen Sie Ihr rechtes Knie.

Halten Sie Ihr linkes Bein gestreckt.

Atmen Sie ein, während Sie Ihre Arme seitlich parallel zum Boden ausstrecken.

Halten Sie die Dehnung für 15–30 Sekunden.

Auf der anderen Seite wiederholen.

Sitzender Krieger III

Setzen Sie sich mit ausgestreckten Beinen vor sich hin.

Heben Sie Ihr rechtes Bein vom Boden und bringen Sie es parallel zum Boden.

Strecken Sie Ihre Arme nach vorne, bis sie zu Ihren Zehen reichen.

Halten Sie die Dehnung für 15–30 Sekunden.

Auf der anderen Seite wiederholen.

Sitzender umgekehrter Krieger

Setzen Sie sich bequem mit weit ausgestreckten Beinen hin.

Strecken Sie Ihren rechten Arm nach unten zur Innenseite Ihres rechten Beins.

Atmen Sie ein, während Sie Ihren linken Arm über den Kopf heben und nach rechts strecken.

Halten Sie die Dehnung für 15–30 Sekunden.

Auf der anderen Seite wiederholen.

TAG 20

Sitzende Berghaltung

Setzen Sie sich zunächst bequem auf einen Stuhl und stellen Sie Ihre Füße hüftbreit auseinander flach auf den Boden.

Richten Sie Ihre Wirbelsäule aus, indem Sie aufrecht sitzen, die Brust anheben und die Schultern entspannen.

Legen Sie Ihre Hände auf Ihre Oberschenkel, die Handflächen zeigen nach unten oder oben, je nach Wunsch.

Spüren Sie die Verbindung Ihrer Füße mit dem Boden und verteilen Sie Ihr Gewicht gleichmäßig.

Spannen Sie Ihre Rumpfmuskulatur an, indem Sie Ihren Nabel sanft in Richtung Wirbelsäule ziehen.

Lassen Sie Ihre Arme entspannt an den Seiten hängen oder legen Sie Ihre Hände auf die Knie und behalten Sie eine offene und entspannte Haltung bei.

Wenn es Ihnen angenehm ist, schließen Sie die Augen, um Ihre Aufmerksamkeit nach innen zu richten.

Atmen Sie langsam durch den Mund oder die Nase ein und aus und lassen Sie dabei alle Anspannung los.

Halten Sie die sitzende Berghaltung 1–2 Minuten lang und verspüren Sie dabei ein Gefühl der Stille und Achtsamkeit.

Sitzender Krieger-Flow

Durchlaufen Sie die Posen „Sitzender Krieger I", „Sitzender Krieger II" und „Sitzender Krieger III" in einer fortlaufenden Abfolge.

Atmen Sie beim Wechsel zwischen den Posen ein und beim Halten jeder Position aus.

Durchlaufen Sie die Sequenz etwa 1–2 Minuten lang.

Vorwärts- und Rückwärtsschwünge der Arme

Stellen Sie sich mit schulterbreit auseinander stehenden Füßen hin.

Schwingen Sie Ihre Arme in einer kontrollierten Bewegung vor und zurück.

Führen Sie die Armschwünge etwa 1–2 Minuten lang aus und steigern Sie dabei allmählich das Tempo.

Trizeps-Dips

Setzen Sie sich auf die Kante eines Stuhls und umklammern Sie die Kante mit Ihren Händen. Heben Sie Ihren Körper vom Stuhl und senken Sie ihn wieder ab, wobei Sie Ihre Trizeps anspannen.
Führen Sie etwa 1–2 Minuten lang Trizeps-Dips durch.

TAG 21

Schulterdrücken

Halten Sie in jeder Hand ein leichtes Gewicht oder verwenden Sie Widerstandsbänder.

Beginnen Sie mit Ihren Händen auf Schulterhöhe, die Handflächen zeigen nach vorne.

Drücken Sie die Gewichte oder Bänder über den Kopf.

Senken Sie sie wieder auf Schulterhöhe.

Führen Sie das Schulterdrücken etwa 2–3 Minuten lang durch.

Bizeps-Curls

Halten Sie in jeder Hand ein leichtes Gewicht oder verwenden Sie Widerstandsbänder.

Beginnen Sie mit seitlich ausgestreckten Armen, die Handflächen zeigen nach vorne.

Ziehen Sie die Gewichte oder Bänder in Richtung Ihrer Schultern.

Senken Sie sie wieder ab.

Führen Sie Bizepscurls für etwa 1 2-3 Minuten.

Dehnung der Beuger- und Streckermuskeln des Handgelenks

Sitzen oder stehen Sie mit nach vorne ausgestreckten Armen.
Beugen Sie Ihre Handgelenke nach oben und richten Sie Ihre Finger zur Decke.
Beugen Sie Ihre Handgelenke nach unten und richten Sie Ihre Finger auf den Boden.
Wiederholen Sie die Beugung und Streckung etwa 1–2 Minuten lang.

Dynamische Armdehnungen

Sitzen oder stehen Sie mit schulterbreit auseinander stehenden Füßen.
Verschränken Sie Ihre Finger und strecken Sie Ihre Arme über den Kopf.
Lehnen Sie sich auf eine Seite und spüren Sie eine Dehnung an Ihrer Seite.
Kehren Sie in die Mitte zurück und lehnen Sie sich auf die andere Seite.
Führen Sie etwa 2–3 Minuten lang dynamische Armdehnungen durch.

TAG 22

Cross-Body-Armschwünge

Stellen Sie sich mit schulterbreit auseinander stehenden Füßen hin.

Schwingen Sie einen Arm abwechselnd nach links und nach rechts über Ihren Körper.

Führen Sie etwa 1–2 Minuten lang Armschwünge über den Körper aus.

Sitzende Vorwärtsbeuge (Uttanasana)

Atmen Sie aus, während Sie sich in der Hüfte beugen und mit den Händen zu Ihren Füßen greifen.

Lassen Sie Ihren Rücken sanft rund werden.

Halten Sie die Dehnung für 15–30 Sekunden.

Sitzende Katzen-Kuh-Dehnung

Atmen Sie ein, krümmen Sie Ihren Rücken und heben Sie Ihre Brust (Kuhstellung).

Atmen Sie aus, runden Sie Ihre Wirbelsäule und ziehen Sie Ihr Kinn zur Brust (Katzenstellung).

1–2 Minuten lang zwischen Katze und Kuh fließen lassen.

Sitzender, nach oben gerichteter Hund (Urdhva Mukha Svanasana)

Atmen Sie ein, während Sie Ihre Brust heben und zur Decke blicken.

Lassen Sie Ihre Hände neben Ihren Hüften auf dem Boden.

Halten Sie die Dehnung für 15–30 Sekunden.

TAG 23

Sitzender herabschauender Hund

Atmen Sie aus, während Sie Ihre Hände auf den Boden drücken und Ihre Hüften zur Decke heben.

Halten Sie Ihre Beine gerade oder leicht gebeugt.

Halten Sie die Dehnung für 15–30 Sekunden.

Dauer:2 Minuten

Sitzende Baumhaltung (Vrksasana)

Atmen Sie ein, während Sie Ihr rechtes Knie beugen und die Sohle Ihres rechten Fußes an Ihre linke Oberschenkelinnenseite drücken.

Legen Sie die Handflächen vor der Brust zusammen oder strecken Sie die Arme über den Kopf.

15–30 Sekunden halten.

Auf der anderen Seite wiederholen.

Dauer:2 Minuten

Sitzende Stellung des Kindes (Balasana)

Lehnen Sie sich auf Ihre Fersen zurück und strecken Sie Ihre Arme nach vorne auf den Boden.

Lassen Sie Ihre Stirn auf dem Boden ruhen.
Halten Sie die Dehnung für 15–30 Sekunden.
Dauer:2 Minuten

Sitzende Drehung

Setzen Sie sich mit gerader Wirbelsäule und
ausgestreckten Beinen hin.
Atmen Sie ein, während Sie Ihre Wirbelsäule
strecken.
Atmen Sie aus, drehen Sie sich nach rechts und
legen Sie Ihren linken Ellbogen auf die
Außenseite Ihres rechten Knies.
15–30 Sekunden halten.
Auf der anderen Seite wiederholen.
Dauer:2 Minuten

TAG 24

Den Nadelfaden einfädeln

Beginnen Sie auf Händen und Knien in einer Tischposition.

Atmen Sie ein, während Sie Ihren rechten Arm zur Decke strecken.

Atmen Sie aus, fädeln Sie Ihren rechten Arm unter Ihren linken Arm und bringen Sie Ihre Schulter und Wange auf die Matte.

15–30 Sekunden halten.

Auf der anderen Seite wiederholen.

Dauer:2 Minuten

Beckenkippen im Sitzen

Setzen Sie sich bequem hin und stellen Sie Ihre Füße flach auf den Boden.

Atmen Sie ein, während Sie Ihren unteren Rücken krümmen und Ihr Becken nach vorne kippen.

Atmen Sie aus, während Sie Ihren unteren Rücken krümmen und Ihr Becken nach hinten kippen.

Wiederholen Sie die Übung 2–3 Minuten lang
und bewegen Sie sich dabei im Einklang mit
Ihrem Atem.

Beckenkreise

Setzen Sie sich mit den Händen auf den Hüften.
Atmen Sie ein, während Sie Ihr Becken im
Uhrzeigersinn kreisen.
Atmen Sie aus, während Sie Ihr Becken gegen
den Uhrzeigersinn kreisen.
Führen Sie 2–3 Minuten lang Beckenkreise
durch und konzentrieren Sie sich dabei auf
sanfte Bewegungen.

Knie-Brust-Heben im Sitzen

Setzen Sie sich aufrecht hin und stützen Sie Ihre
Hände auf die Seiten des Stuhls.
Atmen Sie ein, während Sie Ihr rechtes Knie
zur Brust heben.
Atmen Sie aus, während Sie den rechten Fuß
wieder senken.
Auf der linken Seite wiederholen.
Wechseln Sie weiter für
2-3 Minuten.

TAG 25

Sitzende Russian Twists

Setzen Sie sich mit gebeugten Knien und flach auf dem Boden stehenden Füßen hin.

Lehnen Sie sich leicht nach hinten und spannen Sie dabei Ihre Körpermitte an.

Atmen Sie ein, während Sie sich nach rechts drehen und den Boden neben sich berühren.

Atmen Sie aus, während Sie sich nach links drehen und den Boden auf der anderen Seite berühren.

1–2 Minuten lang wiederholen.

Bizepscurls im Sitzen

Halten Sie in jeder Hand ein leichtes Gewicht oder verwenden Sie Widerstandsbänder.

Setzen Sie sich mit gerader Wirbelsäule und ausgestreckten Armen hin.

Atmen Sie ein, während Sie die Gewichte zu Ihren Schultern ziehen.

Atmen Sie aus, während Sie sie wieder senken.

Führen Sie 2–3 Minuten lang Bizepscurls durch.

Hammercurls im Sitzen

Halten Sie in jeder Hand ein leichtes Gewicht.
Setzen Sie sich mit ausgestreckten Armen hin,
die Handflächen zeigen zueinander.
Atmen Sie ein, während Sie die Gewichte zu
Ihren Schultern ziehen.
Atmen Sie aus, während Sie sie wieder senken.
Führen Sie Hammercurls (Handflächen zeigen
zueinander) für 2–3 Minuten aus.

Bauchkontraktionen im Sitzen

Setzen Sie sich aufrecht hin und stützen Sie Ihre
Hände auf Ihre Oberschenkel.
Atmen Sie ein, während Sie Ihre Körpermitte
anspannen und Ihren Nabel in Richtung
Wirbelsäule ziehen.
Atmen Sie beim Loslassen aus.
Wiederholen Sie die Bauchkontraktionen 1–2
Minuten lang.

TAG 26

Bizeps- und Beckendehnung im Sitzen

Setzen Sie sich mit ausgestreckten Armen über den Kopf und halten Sie ein leichtes Gewicht oder ein Widerstandsband.

Atmen Sie ein, während Sie Ihre Arme nach oben strecken.

Atmen Sie aus, während Sie sich auf eine Seite lehnen und eine Dehnung an der Seite Ihres Körpers spüren sowie den Bizeps anspannen.

Atmen Sie zurück in die Mitte ein und zur anderen Seite aus.

2–3 Minuten lang wiederholen.

Sitzende Gesäßpressen

Setzen Sie sich auf die Kante eines Stuhls und stellen Sie Ihre Füße flach auf den Boden.

Spannen Sie Ihre Gesäßmuskeln an und halten Sie die Spannung einige Sekunden.

Loslassen und 2 Minuten lang wiederholen.

Brückenlifte

Legen Sie sich mit angewinkelten Knien und flach auf dem Boden stehenden Füßen auf den Rücken.

Drücken Sie durch Ihre Fersen und heben Sie
Ihre Hüften zur Decke.
Spannen Sie Ihre Gesäßmuskeln oben an.
Senken Sie Ihre Hüften wieder nach unten und
wiederholen Sie die Übung 2 Minuten lang.

Beinheben im Sitzen

Setzen Sie sich aufrecht hin und stützen Sie Ihre
Hände auf die Seiten des Stuhls.
Heben Sie ein Bein gerade nach vorne und
spannen Sie dabei Ihre Gesäßmuskulatur an.
Senken Sie das Bein wieder ab und wechseln
Sie zum anderen Bein.
Fahren Sie abwechselnd 2 Minuten lang fort.

Eselstritte

Beginnen Sie auf Händen und Knien in einer
Tischposition.
Heben Sie ein Bein zur Decke und halten Sie
das Knie in einem 90-Grad-Winkel gebeugt.
Senken Sie das Bein wieder ab, ohne den Boden
zu berühren.
Wiederholen Sie die Übung 1 Minute lang auf
demselben Bein und wechseln Sie dann zum
anderen Bein.
Dauer:2 Minuten

95

TAG 27

Sumo-Kniebeugen

Stellen Sie sich mit mehr als schulterbreit auseinander stehenden Füßen hin.

Drehen Sie Ihre Zehen leicht nach außen.

Gehen Sie in die Hocke, halten Sie dabei Ihre Brust hoch und die Knie über Ihren Zehen.

Spannen Sie beim Aufstehen Ihre Gesäßmuskeln an.

2 Minuten lang wiederholen.

Ausfallschritte

Stehen Sie mit geschlossenen Füßen.

Machen Sie mit einem Fuß einen Schritt nach vorne und senken Sie Ihren Körper in eine Ausfallschrittposition.

Drücken Sie den Vorderfuß ab, um in die Ausgangsposition zurückzukehren.

Wiederholen Sie die Übung mit dem anderen Bein.

Fahren Sie abwechselnd 2 Minuten lang fort.

Step-Ups

Verwenden Sie eine stabile Stufe oder Plattform.

Treten Sie mit einem Fuß auf die Plattform und heben Sie Ihren Körper an.
Senken Sie den Rücken ab und wechseln Sie die Beine.
Fahren Sie abwechselnd 2 Minuten lang fort.

Seitliches Plankenbeinheben

Beginnen Sie in einer seitlichen Plank-Position auf Ihrem Ellbogen.
Heben Sie Ihr oberes Bein zur Decke und spannen Sie dabei die äußere Gesäßhälfte an.
Senken Sie das Bein wieder ab und wechseln Sie auf die andere Seite.
Fahren Sie abwechselnd 2 Minuten lang fort.

TAG 28

SONNENGRUSS AUF DEM STUHL

Sonnengruß auf dem Stuhl
Sitzende Berghaltung (Tadasana)
Setzen Sie sich auf die Kante eines Stuhls und stellen Sie Ihre Füße flach auf den Boden.

Stellen Sie Ihre Füße auf den Boden, strecken Sie Ihre Wirbelsäule und legen Sie Ihre Hände auf Ihre Oberschenkel.

Atmen Sie ein, während Sie die Arme über den Kopf heben, die Handflächen zeigen zueinander.

Halten Sie den Atem an und spannen Sie dabei Ihre Körpermitte an.

Sitzende Vorwärtsbeuge (Uttanasana)
Atmen Sie aus, während Sie sich in der Hüfte beugen und mit den Händen zu Ihren Füßen greifen.

Lassen Sie Ihren Oberkörper nach vorne kippen und halten Sie dabei Ihren Rücken gerade.

Halten Sie den Atem an und spüren Sie die Dehnung Ihrer Kniesehne.

Sitzende Katzen-Kuh-Dehnung

Setzen Sie sich und stützen Sie Ihre Hände auf Ihre Knie.

Atmen Sie ein, krümmen Sie Ihren Rücken und heben Sie Ihre Brust (Kuhstellung).

Atmen Sie aus, runden Sie Ihre Wirbelsäule und ziehen Sie Ihr Kinn zur Brust (Katzenstellung).

Schweben Sie für ein paar Atemzüge zwischen Katze und Kuh.

Sitzender Krieger I

Atmen Sie ein, während Sie ein Bein gerade zur Seite ausstrecken.

Beugen Sie das andere Knie und bringen Sie die Fußsohle in Richtung Ihrer Oberschenkelinnenseite.

Atmen Sie ein, während Sie die Arme über den Kopf zur Decke heben.

Halten Sie den Atem an und spüren Sie die Dehnung an Ihrer Seite.

Sitzender Krieger II

Setzen Sie sich mit weit ausgestreckten Beinen hin.

Drehen Sie einen Fuß zur Seite und beugen Sie das Knie.

Atmen Sie ein, während Sie Ihre Arme seitlich parallel zum Boden ausstrecken.
Halten Sie den Atem an und konzentrieren Sie sich dabei auf Ihre ausgestreckten Arme und Ihren angespannten Rumpf.

Sitzender, nach oben gerichteter Hund (Urdhva Mukha Svanasana)

Atmen Sie ein, während Sie Ihre Brust heben und Ihre Arme nach hinten strecken.
Stützen Sie sich mit den Händen auf dem Stuhl ab und spüren Sie die Dehnung in Ihrer Brust.

Sitzender, nach unten gerichteter Hund (Adho Mukha Svanasana)

Atmen Sie aus, während Sie Ihre Hände in den Stuhl drücken und Ihre Hüften zur Decke heben.
Halten Sie Ihre Beine gerade oder leicht gebeugt und spüren Sie die Dehnung in Ihrem Rücken.

Sitzende Baumhaltung (Vrksasana)

Atmen Sie ein, während Sie ein Knie beugen und die Fußsohle an Ihren inneren Oberschenkel drücken.

Legen Sie die Handflächen vor der Brust zusammen oder strecken Sie die Arme über den Kopf.
Halten Sie den Atem an und konzentrieren Sie sich auf Gleichgewicht und Ausrichtung.

Sitzende Stellung des Kindes (Balasana)
Lehnen Sie sich auf Ihre Fersen zurück und strecken Sie Ihre Arme nach vorne auf den Stuhl.
Lassen Sie Ihre Stirn auf dem Stuhl ruhen und spüren Sie eine Dehnung in Ihrem unteren Rücken.

Sitzende Berghaltung (Tadasana)
Atmen Sie ein, während Sie in die sitzende Berghaltung zurückkehren und die Arme über den Kopf strecken.
Halten Sie die Luft an, stellen Sie die Füße auf den Boden und strecken Sie die Wirbelsäule.

Halten Sie jede Pose für 1-2 Atemzüge
Durchlaufen Sie die Sequenz kontinuierlich für eine Gesamtdauer von 7–10 Minuten.
Verwenden Sie den Stuhl zur Unterstützung und Stabilität in jeder Pose.

Konzentrieren Sie sich auf Ihre Atmung: Atmen Sie während der Verlängerungsphase ein und während der Dehnungsphase aus.
Passen Sie die Abfolge Ihrem Wohlbefinden an und ändern Sie die Posen nach Bedarf.
Integrieren Sie diesen Sonnengruß auf dem Stuhl in Ihre tägliche Routine für eine sanfte Ganzkörperdehnung und Entspannung.

ABSCHLUSS

RÜCKBLICK AUF DIE 28 -TÄGIGE REISE

Nehmen Sie sich am Ende dieser transformativen 28-tägigen Stuhl-Yoga-Reise einen Moment Zeit, um über die tiefgreifende Wirkung nachzudenken, die das fortgesetzte Üben auf Ihre Gesundheit hatte.
Durch die Kombination von Achtsamkeit, sanften Bewegungen und Atemtechniken entsteht ein Spektrum ganzheitlicher Vorteile, die körperliche Vitalität, geistige Klarheit und emotionale Ausgeglichenheit fördern.

Körperstärkung: In den letzten 28 Tagen hat mir die bewusste und zugängliche Natur des Stuhl-Yoga die Kraft gegeben, meinen Körper zu pflegen.
Eine sorgfältig auf Übungen mit geringer Belastung ausgerichtete tägliche Routine trägt zu mehr Flexibilität, stärkeren Muskeln und allgemeiner Beweglichkeit bei.

Der Stuhl, einst ein Symbol der Ruhe, ist heute ein Mittel der Vitalität und des Wohlbefindens geworden.

Bewusstes Bewusstsein: Stuhl-Yoga mit seiner Betonung auf atembewussten Bewegungen ist der Schlüssel zur Entwicklung eines bewussten Bewusstseins.
Die Kombination aus Atmung und Haltung ermöglicht nicht nur eine tiefere Verbindung mit Ihrem Körper, sondern dient auch als Kompass, der Sie in den gegenwärtigen Moment führt. Durch diese Erkenntnis haben Sie gelernt, jede Dehnung zu genießen, die Empfindungen zu erkennen und die Fülle des Augenblicks zu umarmen.

Emotionale Belastbarkeit:Die fördernde Umgebung des Stuhl-Yoga bietet einen Zufluchtsort für emotionale Belastbarkeit. Während ich die Abfolge durchlaufe, stelle ich fest, dass sanfte Bewegungen und bewusstes Atmen harmonisch miteinander verschmelzen, um Spannungen zu lösen, Stress abzubauen und den inneren Frieden zu fördern.

Der Stuhl wird zu Ihrem Zufluchtsort, der emotionale Bindungen löst und Raum für Ruhe und emotionales Wohlbefinden schafft.

Konsistenz bringt Transformation: Konsistenz war der Grundstein dieser Transformationsreise. Die Verpflichtung, täglich Stuhlyoga zu praktizieren, und sei es nur für 10 Minuten, führte zu einer tiefgreifenden Veränderung. Kleine, bewusste Schritte ebnen gemeinsam den Weg zu allgemeinem Wohlbefinden und zeigen, dass eine Transformation nicht immer großartig sein muss, sondern eine sanfte, stetige Entwicklung darstellt.

Integration in den Alltag: Am Ende der 28-tägigen Reise überlegen wir, wie sich die gewonnenen Erkenntnisse und angewandten Praktiken nahtlos in den Alltag integrieren lassen.
Einst war der Stuhl nur eine Requisite, heute ist er ein Symbol der Möglichkeiten: ein Gefäß für Selbstfürsorge, Belastbarkeit und ein achtsames Leben.

Nutzen Sie diese neu gewonnene Weisheit und bauen Sie mit Stuhl-Yoga weiter auf eine

belastbare und ausgeglichene Version Ihrer
selbst auf.
Zusammenfassend ist seine 28-tägige
Stuhl-Yoga-Reise nicht nur ein Endpunkt,
sondern ein Ausgangspunkt zu einem
nachhaltigen und bereichernden Lebensstil.

Mögen die Vorteile, die Sie erzielen, über die
Matte hinausgehen und Ihr Leben mit Vitalität,
Achtsamkeit und einem tiefen Gefühl des
Wohlbefindens erfüllen.
Möge dieser Stuhl für dich mehr als nur eine
Sitzgelegenheit auf deiner Reise bleiben,
sondern ein treuer Begleiter auf deinem
weiteren Weg zu Gesundheit und Selbstfindung.

ERNÄHRUNGSTIPPS

Eine ausgewogene Ernährung ist ein wichtiger Bestandteil der allgemeinen Gesundheit und ergänzt die Vorteile der Ausübung von Stuhl-Yoga.

Um Ihr Energieniveau zu steigern, die Muskelregeneration zu unterstützen und einen gesunden Lebensstil zu fördern, befolgen Sie diese Ernährungstipps:

Hydratation ist der Schlüssel
Wasser trinken Sie den ganzen Tag über viel Wasser, um Ihren Flüssigkeitshaushalt aufrechtzuerhalten.
Eine ausreichende Flüssigkeitszufuhr unterstützt die Gelenkfunktion, die Muskelflexibilität und die allgemeinen Körperfunktionen.

Ausgewogene Ernährung
Streben Sie eine ausgewogene Ernährung an, die mageres Eiweiß, Vollkorn, Obst und Gemüse kombiniert.
Dies liefert nachhaltig Energie und wichtige Nährstoffe für die Muskelregeneration.

Muskelunterstützende Proteine
Nehmen Sie magere Proteinquellen wie
Hühnchen, Fisch, Bohnen, Tofu und Joghurt in
Ihrer Ernährung auf.
Protein ist für die Muskelreparatur und den
Muskelerhalt unerlässlich.

Bewusstes Essen
Üben Sie bewusstes Essen, indem Sie auf die
Hunger- und Sättigungssignale Ihres Körpers
achten.
Vermeiden Sie Ablenkungen beim Essen, damit
Sie Ihr Essen genießen und sich satt fühlen.

Gesunde Snacks
Wählen Sie zwischen den Mahlzeiten nahrhafte
Snacks wie Nüsse, Samen, Obst und Joghurt,
um Ihr Energieniveau konstant zu halten.

Buntes Obst und Gemüse
Verzehren Sie eine Vielfalt an buntem Obst und
Gemüse, um von einem breiten Spektrum an
Vitaminen, Mineralien und Antioxidantien zu
profitieren, die Ihre allgemeine Gesundheit
unterstützen.

Vollkorn für nachhaltige Energie Wählen Sie Vollkorn wie braunen Reis, Quinoa und Vollkornbrot, um komplexe Kohlenhydrate für nachhaltige Energie bereitzustellen.

Essentielle Fette
Nehmen Sie gesunde Fettquellen wie Avocados, Nüsse, Samen und Olivenöl zu sich.
Diese Fette sind äußerst wichtig für die Gesundheit des Gehirns und das allgemeine Wohlbefinden.

Beschränken Sie verarbeitete Lebensmittel
Minimieren Sie Ihre Aufnahme von verarbeiteten Lebensmitteln, zuckerhaltigen Snacks und übermäßigen Mengen an raffinierten Kohlenhydraten.
Diese können Energiespitzen und -abstürze verursachen.

Vitamine und Nahrungsergänzungsmittel
Fragen Sie Ihren Arzt, ob Sie zur Ergänzung Ihrer Ernährung Vitamin- oder Mineralstoffpräparate benötigen.
Denken Sie daran, dass der Nährstoffbedarf von Person zu Person unterschiedlich ist und es wichtig ist, auf Ihren Körper zu hören.

Experimentieren Sie mit verschiedenen Nahrungsmitteln, um herauszufinden, was Ihnen Energie gibt und Ihre Stuhlyoga-Praxis unterstützt.

Die Kombination eines ernährungsbewussten Ansatzes mit regelmäßigem Stuhl-Yoga kann zu einem ganzheitlichen und ausgewogenen Lebensstil beitragen.